Communication faite au Congrès pour l'avancement des Sciences, à Marseille (septembre 1891), par le docteur Larat.

---

## Les Progrès de l'Électrothérapie en France.

I. — Il y a quelques années, quand il était question d'électriser un malade, le médecin traitant ne s'y résignait qu'après avoir épuisé toutes les drogues de la pharmacopée ; et l'entourage du patient manifestait une sévère appréhension de le voir tomber en pamoison au premier choc, que le client nous arrivait presque toujours dans un état d'âme voisin de l'épouvante et qu'il lui fallait quelques bonnes, encourageantes et raisonnables paroles pour l'amener à subir ce que tout le monde, et lui-même, considérait comme une expérience et une expérience pleine de périls.

Il serait, certes, excessif de prétendre que les choses ont profondément changé aujourd'hui. Il ne manque pas de médecins pour lesquels l'électricité est une thérapeutique obscure et profonde, et de malades pour ne s'y résoudre qu'en désespoir de cause ; mais, enfin, le public scientifique, et même le public tout court, s'est habitué au mot ; il a vu ses rues et ses demeures éclairées de telle sorte, que l'éclat du jour est à peine supérieur à la lumière factice, il se sert journellement du téléphone et y trouve ses aises, et comme il a constaté qu'aucun cataclysme n'a succédé à cette expansion, sous nos pieds, de courants enchevêtrés, il se rassure, admet l'électricité au point de vue thérapeutique et n'est pas éloigné d'y ajouter foi.

A tel point, qu'une Société française d'Electrothérapie a pu se fonder, cet hiver, à Paris, et qu'une telle association qui aurait peut-être bien compté, il y a dix ans, trois ou quatre membres, en a réuni près d'une centaine en quelques semaines, parmi lesquels nous nous honorons de compter le professeur de physique médicale à la Faculté de médecine de Paris, et le professeur de physiologie au Collège de France.

L'électricité tend donc à occuper un rang honorable dans la thérapeutique, comme, dans nos usages journaliers, a pris droit de cité l'électricité industrielle.

Il ne faut pas nous dissimuler que nous, électrothérapeutes, nous devons beaucoup à cette dernière ; elle a, je viens de le dire, tout d'abord familiarisé nos contemporains avec les diverses formes de ce qu'on appelait, autrefois, le fluide électrique, et, bénéfice plus réel, elle nous a habitués à une précision dans nos expériences et nos applications que ne connaissaient pas nos devanciers.

On peut se rendre compte, en effet, en parcourant les divers ouvrages d'électrothérapie parus jusqu'en 1880, combien il était difficile de se placer dans les mêmes conditions expérimentales que l'auteur d'une observation. Les *quantités* d'électricité employées n'étaient jamais notées, on s'en tenait à de vagues données sur le temps, sur la durée d'une expérience, sur le nombre d'éléments employés, notions absolument insuffisantes pour permettre le contrôle.

Il n'en est plus de même aujourd'hui ; depuis que le Congrès international des électriciens a fait adopter au monde entier des unités classiques de mesure, l'*Ampère* pour l'intensité, le *Ohm* pour la résistance, le *Volt* pour la force électro-motrice, etc., il est devenu commode de se comprendre entre savants parlant non seulement la même langue, mais appartenant aussi à une nationalité étrangère. De là, un profit considérable pour tout le monde.

L'électricité industrielle ne s'est, du reste, pas bornée à nous rendre tant soit peu mathématiciens, condition indispensable pour savoir ce que l'on fait quand on manie un agent physique, elle nous a en outre prêté ses plus belles découvertes pour les appliquer à la thérapeutique et au diagnostic. M. Marey et mon regretté ami Boudet de Paris ont construit des appareils dérivés du téléphone et du microphone qui permettent de percevoir, en les amplifiant, les bruits physiologiques ou morbides qui se produisent dans l'organisme. L'auscultation du poumon, celle du cœur et de gros vaisseaux, l'étude du bruit musculaire ont acquis, grâce à ces instruments, *sthéthoscope micro-téléphonique, sphygmophone, myophone*, une délicatesse et une perfection inconnues jusqu'à ce jour. On peut dire qu'ils sont à l'auscultation telle qu'elle est actuellement pratiquée, ce que le microscope est à l'œil nu.

Il a fallu nombre d'années pour que cet admirable instrument devienne entre les mains de Wuchow, de Pasteur, de Robin, l'arme puissante que l'on sait. Espérons que pour les découvertes que je viens de signaler et qui sont plus délaissées actuellement qui ne l'était, il y a quarante ans, le microscope, la période de gestation sera moins longue.

De tous côtés, donc, dans le domaine restreint, mais si intéressant, qui est le nôtre, des découvertes se font jour. L'électrothérapie est évidemment en passe de subir une transformation dans son outillage et une expansion considérable dans ses applications, il n'est donc point sans intérêt de jeter un coup d'œil en arrière et de voir les progrès qui ont été accomplis depuis quinze années, alors que l'électricité médicale en France était représentée par Duchenne de Boulogne, Tripier, Onimus, maîtres éclairés et précurseurs dont nous nous plaisons à honorer le nom.

**  
* **

II. — La modalité la plus anciennement connue de l'électricité fut, on le sait, la forme statique, celle qui est engendrée par le frottement et que le hasard devait, fatalement, faire découvrir la première. C'est aussi cette modalité qui fut d'abord employée dans un but thérapeutique, et, au dix-huitième siècle, plusieurs documents furent publiés par des empiriques dans lesquels, au milieu des erreurs, des opinions bizarres, communes à ces sortes d'opuscules, il est possible de faire la part de la vérité et de l'utilité de la francklinisation. Comment se fait-il, dès lors, que l'électricité statique ait été si totalement oubliée pendant les deux premiers tiers de ce siècle?

On ne peut évidemment attribuer cet abandon à autre chose qu'à l'imperfection des appareils. On en est resté pendant longtemps à la machine de Ramsden ou à ses dérivés ; or, excessivement sensible à la moindre trace d'humidité, cette machine ne fonctionne que par les temps très secs, condition rarement réalisée dans notre climat. Il était donc impossible à nos devanciers de compter sur leur appareillage et, bien vite, les quelques médecins et les rares malades qui avaient songé à utiliser ce mode thérapeutique y ont renoncé, lassés par l'infidélité de l'appareil.

De plus, la découverte de la pile et de l'électricité dynamique avait préparé cette évolution ; on trouvait là une forme bien plus maniable, d'une instrumentation plus commode, et les travaux de Remack sur ses effets dans les paralysies avaient suscité de vastes espérances. Peu à peu, une réaction se fit contre un abandon aussi absolu de la forme statique, d'abord Beckensteiner, à Lyon, Frestier, à Saint-Etienne, firent connaître leurs observations et leurs procédés. Mais leurs publications n'eurent qu'un faible retentissement. Déjà les machines de Holtz, de Carré, primitivement construites pour être des appareils de laboratoire, avaient vu le jour et, par leur constance, la puissance de leur débit, faisaient faire à la production de l'électricité de tension un pas tel que, désormais, le médecin, sûr de son outillage, pouvait entreprendre des cures et des expériences, sans crainte de se voir arrêté au bon moment par les défaillances de son appareil. C'est alors que le docteur Arthuis, à Paris, fit ses premiers essais; le docteur Vigouroux ne songea, à son tour, à utiliser la machine à frottement que plusieurs années après, alors que le livre d'Arthuis, traitant de l'électrisation statique et de ses effets thérapeutiques, avait déjà paru. Mais quel livre ! Une accumulation d'erreurs physiques, de fantaisies thérapeutiques, nous ramenant aux naïfs opuscules publiés par les abbés du dix-huitième siècle, dont l'électrisation statique a constitué un moment la spécialité.

Si donc il est juste de reconnaître que le Dr Arthuis semble être le premier à Paris, qui ait tiré de l'oubli une méthode déjà utilisée, nous le répétons, cent années auparavant ; il est non moins certain que le Dr Vigouroux a su préciser scientifiquement la nature, la valeur de la francklinisation, et s'est montré médecin là où son précurseur n'avait fait preuve que d'empirisme. Mais Vigouroux, à son tour, pris d'une tendresse toute paternelle pour sa méthode, n'a-t-il pas un peu trop étendu les bornes de son domaine au détriment des autres modalités électriques, et en faisant de l'électrisation statique une pseudo-panacée ? C'est là, en somme, un reproche qui pourrait être fait à la plupart des inventeurs ou des promoteurs d'une formule nouvelle ; mais, ce qui est plus regrettable c'est qu'il ait si peu tiré profit, sinon pour lui, du moins pour les autres, du merveilleux champ d'expériences qu'il a eu entre les mains : la Salpêtrière. Là, il a eu sous les yeux des centaines, des milliers même de malades, et les observations qu'il a publiées se chiffrent par unités. La statistique complète du cabinet d'électrothérapie de la Salpêtrière, qui aurait présenté tant d'intérêt, est encore à faire. Son chef possède-t-il même les documents nécessaires pour les publier ? nous en doutons. Je n'ai pas à rechercher les causes de ce silence, mais je ne puis m'empêcher de penser que le nombre évidemment notable d'échecs, qu'a subis la méthode employée, n'y a pas été étranger. Vigouroux, plaçant tous ses malades indistinctement sur le tabouret statique, court à des mécomptes certains, et pour ne citer qu'un exemple, la paralysie infantile, si couramment guérie ou améliorée par la galvanisation, peut être statiquée pendant des mois ou des années sans résultat, et on ne s'en fait pas faute à la Salpêtrière.

A côté de l'éclatant enseignement du professeur Charcot, le service d'électrothérapie de la Salpêtrière a en somme brillé d'une manière trop modeste : ni élèves, ni leçons suivies, et étant donné que c'est la seule clinique officielle en France où les étudiants puissent venir s'instruire dans la pratique de l'électricité médicale, on doit avouer que c'est bien peu, quand surtout on considère les nombreux prosélytes qu'avec les seules forces de l'énergie mise au service d'une cause telle que celle de l'électrothérapie, a su réunir autour de lui mon éminent confrère et ami Apostoli.

Actuellement, néanmoins, en dépit du peu d'influence de son promoteur, l'électrisation statique fait son chemin le professeur Regimbeau, à Montpellier, l'utilise, paraît-il, dans un établissement très bien installé, et avec les plus heureux résultats, et parmi les jeunes électrothérapeutes il n'en est pas qui ne possède la classique machine de Carré ou celle plus nouvelle de Wimhurst.

Que pouvons-nous donc attendre de cette forme de thérapeutique et qu'avons-nous à lui demander? D'après les expériences des autres et celles qui me sont personnelles, durant une pratique assez étendue datant déjà de neuf années, je crois qu'on peut formuler ses indications sous forme de l'aphorisme suivant : L'électrisation statique doit intervenir efficacement dans toutes les maladies qui entraînent ou reconnaissent pour cause un ralentissement de la nutrition, soit qu'il s'agisse d'une névropathie, comme dans la neurasthénie; soit qu'il s'agisse d'une lésion humorale, comme dans la chloro-anémie, le diabète, la goutte; soit même d'une lésion organique, comme dans la dilatation de l'estomac. Définie de cette façon, et je crois que la formule ainsi synthétisée est nouvelle, notre opinion ne dérivait que de faits empiriques observés, le plus souvent, par hasard, sur des malades. Le professeur d'Arsonval y a ajouté les sanctions des expériences physiologiques. Il a électrisé statiquement des animaux et des hommes et a constaté une augmentation notable de tous les échanges nutritifs; les produits de combustion organique subissent invariablement un accroissement, et la capacité respiratoire du sang est augmentée dans une proportion qu'il a pu mathématiquement définir. Ces expériences, non encore publiées et que je connais par une communication orale de mon éminent collègue, sont de la plus haute importance pour nous et nous donnent un point de départ certain et véritablement scientifique pour les applications statiques dans les affections générales que nous chercherons pour notre part à faire adopter en en démontrant l'utilité. C'est à dessein que je n'ai pas fait mention de l'hystérie dans les exemples que j'ai donnés plus haut. C'est que, dans cette névrose protéiforme, tantôt l'électrisation statique produit, on pourrait dire, des miracles, tantôt au contraire reste absolument inefficace sans qu'on ait encore dit pourquoi; c'est donc un moyen à essayer avant ou après beaucoup d'autres, mais avec pronostic réservé sur le résultat.

Nous avons maintenant à nous demander quelle est la cause de cette action énergique sur la nutrition, car cette question a été agitée et est un peu à l'ordre du jour. Est-ce l'électrisation en elle-même qui agit ou est-ce l'ozone qui est invariablement produit par les machines à frottement? Nous avons, avec mon regretté ami, Boudet de Paris, élucidé la question, il y a déjà plusieurs années, en faisant simplement asseoir les patients sur le tabouret d'une machine en activité mais non reliée à l'isolateur, de telle façon que l'expérimentateur se trouvait ozonisé mais non point électrisé. Le peu d'effet obtenu nous a montré que c'était bien surtout à l'électrisation, non à l'ozonisation que devaient être rapportés les qualités de la francklinisation. Ce n'est pas à dire que la production d'ozone soit indifférente. Les recherches des D<sup>rs</sup> Labbé et Oudin à propos de l'ozonisation des tuberculeux semblent montrer que ce gaz ($O^3$) a une vive influence sur la nutrition et sur le pouvoir réducteur de l'hémoglobine. Cependant, si nous faisons la critique de ces expériences, nous devons avouer qu'elles manquent de la rigueur nécessaire pour enchaîner une conviction absolue.

L'appareil à ozonisation, de Séguy, et celui de Labbé et Oudin, constitué par un tube de verre dans lequel circule de l'air soumis à des décharges électriques, produit certainement une quantité appréciable d'ozone, mais surtout en quantité beaucoup plus grande de l'acide hypoazotique. Les deux gaz qui constituent l'air atmosphérique se combinent sous cette forme bien plus que l'oxygène séparément sous forme de $O^2$. Ces expérimentateurs doivent donc attribuer les effets qu'ils ont constatés à un mélange d'acide hypoazotique et d'ozone, ce dernier en faible proportion, et très probablement même la présence du premier de ces gaz venant diminuer et entraver l'action du second. Il serait donc important de produire de l'ozone, et non le mélange sus-indiqué, et pour cela il faut agir, ce que nous nous proposons de faire, sur de l'oxygène pur électrisé dans un appareil de Séguy ou par la méthode que propose mon distingué confrère et ami, le D$^r$ Gautier, en faisant arriver un courant d'oxygène entre les plateaux d'une nouvelle machine statique, remarquable par sa force et sa constance. En Allemagne, le professeur Stein, dans cet ordre d'idées, a essayé l'électrisation en vase clos, pour ainsi dire, les malades étant placés sous une cloche de verre. Les résultats d'un tel procédé ne paraissent pas brillants et, du reste, M. d'Arsonval, répétant sur des animaux le *modus faciendi*, a reconnu qu'il amenait un ralentissement de la nutrition, par suite évidemment de l'aération insuffisante de la cloche et de la présence des oxydes d'azote en trop grande quantité.

* *<br>*

III. — Nous arrivons maintenant aux progrès qui ont été faits depuis peu d'années dans l'emploi de l'électricité dynamique. Je ne m'occupe ici ni de Remack, ni de Duchenne de Boulogne, ni de Bénédicht, ni d'Onimus, etc.

Les discussions qui ont surgi à propos de l'omnipotence du courant continu ou du courant faradique sont aujourd'hui éteintes ; peu à peu le classement s'est fait et je crois que la majorité des électrothérapeutes, actuellement, ne demande qu'à user judicieusement de toutes les modalités électriques, sans vouloir proscrire l'une d'entre elles au détriment des autres.

L'action des courants sur les nerfs vaso-moteurs (Onimus) la découverte de la réaction de dégénérescence, et la différenciation des pôles (Erb), ont été le point de départ de l'évolution actuelle. On sait bien maintenant que tel paralysé doit être galvanisé, tel autre faradisé ; que tel pôle doit être appliqué et son action condensée *loco dolenti ;* on a appris également à se servir avec une précision quasi mathématique au point de vue du diagnostic et du pronostic, des différents modes d'excitation musculaire. Boudet de

Páris a montré l'importance de l'emploi du condensateur pour les examens délicats ; on ne s'avise plus de galvaniser un malade dans un galvanomètre étalonné et sans un collecteur facile à manier, l'importance du trembleur pour le courant faradique, de la grosseur du fil de bobine, de sa longueur, est connue, enfin, on est arrivé à doser aussi exactement le courant qu'un médicament quelconque.

Au point de vue thérapeutique, ce qui domine la situation actuelle, c'est l'importance qu'a prise, grâce à Apostoli, la galvanisation dans les maladies utérines. Avant lui, notre éminent maître Tripier s'était occupé de cette question avec une lucidité et une science admirables. Il faut lire ses leçons sur les lésions de nutrition de l'utérus pour voir comment tout y est parfaitement et clairement déduit ; un tel ouvrage peut être cité comme un modèle ; mais, sans doute, Tripier venait avant l'heure, il avait tout à faire dans un terrain absolument vierge qu'Apostoli a trouvé en partie déblayé. Ce dernier s'est mis à l'œuvre avec une énergie d'apôtre ; décrié et jalousé, il a poursuivi patiemment et courageusement son œuvre, et est arrivé à imposer justement sa méthode à l'examen du monde savant.

En dégageant les grandes lignes du traitement électrique des maladies des femmes d'Apostoli, que lui devons-nous et pourquoi est-il juste de dire que cette méthode est bien la sienne ?

Nous lui devons d'avoir démontré l'innocuité des applications intra utérines et l'utilité des hautes intensités. Jusqu'à lui, et je ne parle pas seulement ici des applications gynécologiques, mais aussi des applications générales du galvanisme, on oscillait entre cinq et vingt milliampères, sans dépasser cette intensité hors certains cas exceptionnels ; aujourd'hui, au contraire, persuadés de l'innocuité et de l'efficacité des hautes intensités, nous nous efforçons de les appliquer en multipliant la surface des électrodes et en diminuant par là même l'action du courant. Pour ma part, j'ai la conviction que, en électrothérapie générale, l'avenir est aux hautes intensités, pour l'application desquelles il reste un *modus faciendi* à trouver. Apostoli a donc la part belle et il peut dédaigner les obscurs détracteurs qui s'attachent à ses pas, comme à ceux de tous les hommes qui, par leur valeur personnelle et l'importance de leurs découvertes, font forcément des envieux.

L'étude des effets chimiques des courants a pris aussi une grande importance ; d'abord celle des courants agissant chimiquement sur les tissus par la décomposition des sels qui les imprègnent, et l'action caustique qui en est la conséquence. Ciniselli avait montré ce que produit une aiguille au contact du liquide sanguin et servant de pôle à un courant galvanique ; il avait constaté la formation d'un caillot et appliqué sa méthode aux anévrismes ; de plus récents auteurs, Boudet de Páris, en particulier, et nous-même avons repris cette question pour l'appliquer à la cure des nœvi et des tumeurs érectiles avec plein succès.

Le Dr Gautier, dans des études récentes et remplies d'intérêt, a pensé à utiliser l'action du courant pour la décomposition des corps binaires, au contact des tissus ou même dans leur intimité. Il a reconnu que les corps à l'état naissant ainsi produits possédaient une énergie particulière et d'une action thérapeutique toute spéciale. L'oxygène à l'état naissant possède ainsi un pouvoir antiseptique des plus intenses, il en est de même et surtout de l'iode qui, dans diverses maladies parasitaires de la peau, a montré une extraordinaire puissance d'action.

Il y a là le germe de toute une série d'applications de la plus haute importance.

Je ne puis, non plus passer sous silence, quoiqu'il s'agisse d'un fait un peu personnel, les nombreuses applications que mon maître et ami regretté Boudet de Paris et moi-même avons fait de la galvanisation intermittente et alternative dans l'occlusion intestinale. Pour ma part, j'ai eu la consolation de sauver d'une mort certaine, au moyen de la méthode de Boudet, un nombre notable de malades, et, certes, c'est un grand encouragement pour un médecin quand il peut parler ainsi.

Je dirai aussi quelques mots des bains électriques, peu usités, à cause des difficultés d'une installation, probablement. En Allemagne on s'en est beaucoup servi. Constantin Paul, dans son service d'hôpital, en a retiré de bons résultats, et en ce qui me concerne j'ai pu observer un certain nombre de cas sur lesquels des bains locaux ont eu une action des plus efficaces. Il s'agit, dans nos recherches, de tropho-névroses de la peau à propos desquelles mon maître et ami le professeur Hallopeau fait, du reste, au congrès, une communication qu'il ne m'appartient pas de qualifier puisque j'y ai collaboré.

Enfin, je terminerai cette nomenclature de nos efforts par un mode d'application tout nouveau venu, puisque le premier appareil qui débite cet ordre de courants vient à peine d'être terminé. Il s'agit des courants sinusoïdaux, autrement dit des courants alternatifs dépourvus de chute brusque de potentiel. Notre éminent maître d'Arsonval, expérimentant ces courants sur des animaux et sur lui-même, leur a trouvé une telle influence sur les phénomènes nutritifs que, si les espérances conçues se réalisent, nous tenons là le remède le plus puissant des atrophies musculaires, et un excitant hors de pair du système nerveux.

D'Arsonval a fait construire un collecteur pour recueillir ces courants; j'en ai fait établir un autre reposant sur une donnée différente, il ne manque donc plus que l'expérimentation sur le malade. Pour ma part, j'ai déjà utilisé mon appareil sur des paralysies infantiles, et les résultats que j'obtiens sont remarquables, si je m'en tiens à une observation assez récente et qui n'a guère plus de trois mois. Mon ami Apostoli, qui a bien voulu faire construire un collecteur de mon type, va porter ses recherches sur les affections dans le traitement desquelles il est passé maître. Le Dr Gautié étudié, dans un article paru dans le dernier numéro de la *Revue internationale d'Electrothérapie*, sous le titre de « Courants continus alternatifs, leurs indications ». Nous saurons donc bientôt à quoi nous en tenir sur la valeur thérapeutique des courants sinusoïdaux.

* *<br>*

IV. — J'arrive au terme de cette courte étude, forcément limitée par le temps que le Congrès nous accorde pour nos lectures, et j'en veux dégager quelques réflexions.

Je comparais, en débutant, les applications médicales aux applications industrielles de l'électricité. Peut-être la constatation que je viens d'esquisser des efforts faits ces dernières années ne rendra-t-elle pas cette comparaison trop ambitieuse? Qui nous eût dit, il y a trente ans ans, que la vapeur pourrait être remplacée par un courant de pile; qui nous dit que l'avenir de l'électrothérapie ne porte pas les mêmes espérances? Il ne s'agit point, en effet, en électrothérapie d'une application banale, d'un agent physique, et je ne saurais souscrire aux comparaisons qu'on a voulu établir avec l'hydrothérapie. Cette dernière est et restera un simple mode de provocation de réflexes vaso-moteurs, utile certainement, mais à rôle limité; pour l'électricité la question est plus haute et plus intéressante : l'organisme, qui emprunte l'énergie dont il a besoin pour accomplir les différents actes qui constituent la vie aux aliments, à la chaleur, à la lumière, etc., est-il capable d'emprunter directement cette énergie à une source électrique? En d'autres termes : lumière, chaleur, électricité, force vitale, ne sont-ce pas là de simples modalités de l'énergie, et l'organisme n'est-il pas un transformateur de ces diverses modalités en celle qui lui est utile, à lui : la force vitale?

Nous savons ou à peu près ce que les êtres vivants font de la chaleur qu'ils reçoivent, nous savons bien peu ce qu'ils font de la lumière, et pas du tout ce qu'il font de l'électricité dont ils sont constamment imprégnés, car cette forme de l'énergie se trouve partout dans la nature. La solution du problème nous sera peut-être donnée par l'observation des plantes sur la croissance desquelles l'électricité a une influence telle qu'il a été et qu'il est sérieusement question d'électriser des champs de blé pour en tripler le rendement. Le fait est, et l'expérience est facile à reproduire pour chacun, qu'une plante soumise à des effluves statiques se développe notablement plus vite que sa voisine dans les mêmes conditions, bien entendu, d'exposition et d'irrigation. Berthelot, il y a déjà longtemps, a montré que les plantes soumises à l'aimantation subissaient un accroissement analogue et des grains de blés galvanisés dans un peu d'eau, durant quelques minutes, puis semés, ont fourni des épis qui rappellent les légendes de la Terre promise. Est-il donc absurde de concevoir que si les plantes utilisent ainsi l'énergie électrique, les animaux s'en servent également, et que, dans nos applications que nos descendants considéreront probablement comme enfantin, nous introduisons dans l'organisme quelque chose d'indéfini dont il profite : de l'énergie? Par le seul énoncé des problèmes que soulève l'électrothérapie, on voit combien son étude est intéressante et quel espoir nous pouvons concevoir pour son avenir. Mais pour contribuer à cette évolution espérée il faut aller de l'avant et ne pas piétiner sur place. Or, en France, nous nous complaisons trop dans ce piétinement.

En Allemagne, la plupart des grands hôpitaux sont pourvus d'un service d'électrothérapie; il en existe un seul en France, à la Salpêtrière, et encore, voué à une seule forme électrique, ne compte-t-il guère. Les services sont, en Allemagne, pourvus d'un outillage constamment tenu au courant des progrès de la science; des maîtres de premier ordre, tels que Erb, Stein, Busckasdt, etc., sont à la tête de ces services et en font des cliniques remarquables où viennent s'inscrire de nombreux étudiants.

Qu'avons-nous pour lutter, dans notre pays? rien; et quand nous voulons apprendre l'électrothérapie, je parle de la pratique, car, pour la théorie, notre maître Gariel est là pour nous l'enseigner, nous sommes obligés de l'apprendre tout seuls, et de mettre ainsi plusieurs années à faire un chemin que l'expérience d'un maître aurait pu infiniment raccourcir.

Si de l'enseignement nous passons à la pratique, à l'application au malade, quel est celui de nous qui peut se vanter d'avoir à sa disposition un outillage tel que celui, pour prendre un exemple, qui existe à Vienne, où un établissement, comprenant entre autres vingt-cinq baignoires électriques, est trop petit pour l'affluence des malades? Dans une grande ville comme Paris, il est nécessaire qu'un tel établissement se fonde, et dans ma pensée, je le verrais, ne négligeant aucune des formes électriques, ayant des appareils statiques plus puissants que ceux que nous employons actuellement et qui sont des joujoux d'enfants, avec lesquels nous n'avons jamais trop de fluide et souvent pas assez, possédant, à côté des courants continus et faradiques sinusoïdaux, des baignoires destinées aux bains électriques et surtout des douches faradiques et galvaniques, dont la puissance d'action est indéniable.

L'idéal serait qu'une telle organisation pût d'abord être faite dans un hôpital et devenir un champ d'étude et d'enseignement en même temps qu'une précieuse ressource pour les nombreux malades qui trouveraient dans l'électrisation un remède à leurs maux; mais avant que le rêve s'accomplisse, il s'écoulera probablement tant d'années que nous ne serons plus là pour en voir la réalisation.

## CONCLUSIONS

1° L'électricité appliquée à la thérapeutique est actuellement en voie d'évolution et de rapides progrès. L'extension qu'ont prise les diverses applications de l'électricité industrielle n'a pas peu contribué à ce résultat, en familiarisant le public et le monde médical avec cet agent d'une si grande énergie.

2° L'électrothérapie doit maintenant chercher sa voie en empruntant à l'industrie les divers ordres de courants dont se sert cette dernière : courants alternatifs, sinusoïdaux, si puissants modificateurs de la nutrition, et en utilisant les dynamo, les électro-aimants, comme on commence à le faire en Allemagne, et le téléphone et le microphone, comme l'on fait Marey et Boudet de Paris.

3° De là résulte l'application de l'électricité au traitement des maladies générales, et en particulier de celles qui reconnaissent pour cause ou pour effet un ralentissement de la nutrition : diabète, goutte, anémie, tuberculose, albuminurie, etc.

4° Ces applications devraient être faites, non dans un cabinet qui ne permet que difficilement l'emploi des appareils et des moteurs nécessaires, mais dans des établissements électrothérapiques constamment tenus au courant des appareils nouveaux et servant en même temps de centres d'enseignement, l'enseignement de l'électrothérapie n'existant pas encore en France.

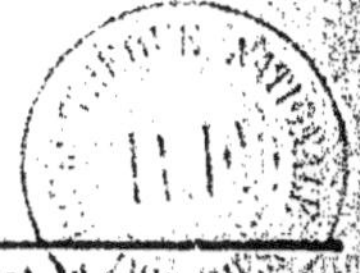

Paris. — Imprimerie MICHELS et Fils, passage du Caire, 8 et 10.

www.ingramcontent.com/pod-product-compliance
Lightning Source LLC
LaVergne TN
LVHW011929170726
843501LV00011BA/4293